AF349548

DISCOURS D'ADIEUX

A LA

SOCIÉTÉ DE MÉDECINE

DE SAINT-ÉTIENNE

Prononcé le 26 Décembre 1860

PAR

M. LE DOCTEUR ESCOFFIER

PRÉSIDENT DE CETTE SOCIÉTÉ

SAINT-ÉTIENNE

IMPRIMERIE DE Vᵉ THÉOLIER AINÉ ET Cⁱᵉ,

Rue Géreutet, 42.

—

1866

DISCOURS D'ADIEUX

A LA

SOCIÉTÉ DE MÉDECINE

DE SAINT-ÉTIENNE

Prononcé le 26 Décembre 1860

PAR

M. LE DOCTEUR ESCOFFIER

PRÉSIDENT DE CETTE SOCIÉTÉ

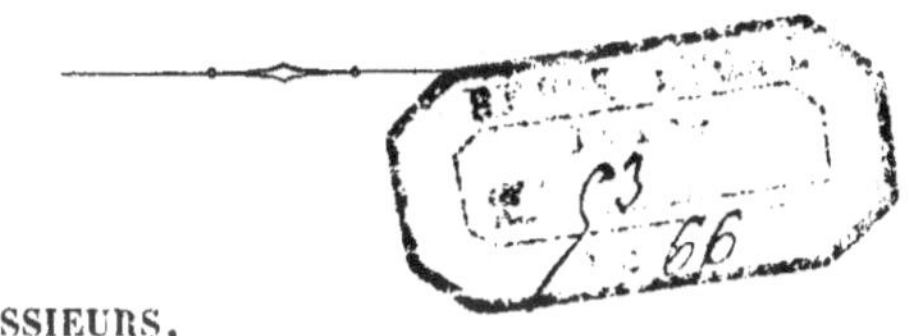

MESSIEURS,

Il y a deux ans, à pareille époque, vos suffrages m'appelaient, pour la seconde fois, à l'honneur de présider vos séances. Je viens aujourd'hui vous rendre le fardeau honorable que vous m'aviez confié, et que des mains plus jeunes porteront mieux que moi. Recevez mes remerciements, qui ne sont pas mes adieux, car ma place reste marquée au milieu de vous ; mais qu'il soit bien entendu que votre Président descend du fauteuil pour n'y plus remonter.

Je me fais vieux, et j'aspire au repos. J'ai quitté le coin de mon feu pour venir vous serrer la main ; je vous ai serré la main, je retourne à mon coin du feu.

Le coin du feu, c'est une si douce chose, quand on y trouve la société qu'on aime ! Celle qui m'attend n'est pas nombreuse, mais, sous ces regards, l'homme s'interroge et la pensée s'élève : c'est *Socrate*, c'est *Hippocrate*, c'est *Broussais ;* trois noms, trois grandes leçons, trois symboles : la foi dans la destinée de l'âme ; le désintéressement de la science, la révolution et le progrès.

Messieurs, l'esprit philosophique a beau faire, ce dogme éternel d'une vie à venir échappe à la controverse ; nous l'admettons par instinct, sans nous préoccuper des objections ou des preuves ; nous l'admettons, parce qu'il nous suit comme un pressentiment, parce que Dieu a voulu qu'il entrât dans notre existence comme le plaisir ou la peine, comme l'intelligence et la passion, et Dieu a voulu davantage ! Comme tout s'enchaîne dans les décrets de sa sagesse, il a voulu que ce qui fait la consolation de l'individu devînt la base et le salut des sociétés humaines.

Vous voyez que mes heures de solitude ne sont ni perdues ni sans charme, remplies par ces retours à des vérités qu'on nous accuse de méconnaître ; malheureusement, elles ont aussi leur amertume en me rappelant qu'il y a un mauvais côté au cœur des hommes, et que l'ingratitude et l'oubli nous coûtent moins que la reconnaissance. Tenez, Messieurs, je viens de nommer Broussais : hé bien ! n'est-il pas vrai que, pour une foule de bons esprits, (je laisse de côté le troupeau qui reçoit le mot et le répète), n'est-il pas vrai que Broussais, lui-même, le grand observateur Broussais, n'est plus aujourd'hui qu'un roi détrôné, qu'une célébrité à peu près éteinte, et pourtant, que ne devons-nous pas à celui qui nous a révélé les sympathies et la correspondance des organes ! On marchait dans la nuit : il nous a donné la lumière ; on cherchait la route entre les mille routes d'un labyrinthe, il nous a dit : *La route est là !*

Encore si Broussais n'était qu'oublié, sa cendre au moins dormirait paisible ; mais on l'attaque quand il n'est plus là pour se défendre ; mais, pour avoir le plaisir de le dénigrer, on le calomnie, et, chose plus regrettable, tout en faisant le procès à ses idées qui devaient être exclusives, sous peine de ne pas entamer la routine, on trouve commode de les prendre, de les retourner et de s'en servir. Triste partage des inventeurs, qui dégoûterait de la gloire.

Loin de nous cette injustice mesquine et vaniteuse, mes chers confrères ; défendons-nous de la critique irréfléchie ou passionnée, honorons les maîtres en reportant à eux nos succès, et vantons-nous de nos hommages : le génie est assez rare pour qu'on lui fasse cortége quand il vient à passer.

Du reste, que n'a-t-on pas tenté pour être neuf dans ce siècle amoureux de tous changements, de toutes nouveautés ? Après avoir renié Broussais et substitué à sa simple et grande médecine une médecine bâtarde et sans nom, voici venir, dans son allure doctorale, l'école de la nouvelle nomenclature. Etrange abus du talent et de l'esprit ! Non-seulement les doctrines, mais les dénominations mêmes doivent s'user et finir. Ce qui s'appelait gale, s'appellera *zoop-sodermie*, la folie s'appellera *onomopsychismie*, le furoncle, *chorionitopyite périgrathique*, ainsi de suite, et cela pour l'unique résultat de donner à la science un double langage, et de compliquer si bien les rapports de le vieille et de la jeune pratique, qu'elles ne puissent plus s'entendre sans interprète.

Oui, Messieurs, nous verrons cette folie ; nous verrons s'interposer entre nous l'érudition des traducteurs. C'est une nouvelle industrie qui se prépare, laquelle sera payée par le malade, comme de raison. Ah ! si Molière revenait au monde, lui qui nous a si bien traités.

De Molière à Hippocrate, cet autre patron de ma cellule et le plus vénéré, il n'y a que le nom de changé : c'est toujours l'art de guérir ; guérison du corps ou guérison de l'esprit. Saluons, en nous quittant, Messieurs, la grande mémoire d'Hippocrate ; promettons-nous de rester fidèles au culte de son génie ; mais en suivant sa trace lumineuse, promettons-nous de suivre aussi l'exemple de son caractère ; rappelons-nous que si la science est coûteuse, une fois acquise, elle doit se dépenser largement ; rappelons-nous que notre condition commune est la faiblesse, et que tous nous avons besoin les uns des autres ; ne faisons point trafic de la santé et de la vie ; ici déroulons nos succès, confessons nos revers ; mais au lit du malade ne voyons que ses souffrances ; faisons payer les riches, afin qu'ils fassent, bon gré, mal gré, l'aumône aux pauvres ; et puis, mes chers confrères, pour quelques déceptions, pour quelques soins perdus, ne nous refusons pas les plaisirs de la conscience satisfaite.

St-Etienne, imp. v° Théoier et C°.